ESSAI ANATOMO-PATHOLOGIQUE

SUR L'ÉTUDE

DU LOBE FRONTAL

En dehors de la région motrice

PAR

Le Dr François LÉPINAY

ANCIEN INTERNE DES AMBULANCES DE LA VILLE DE PARIS
MÉDECIN A ÉGUZON (INDRE)

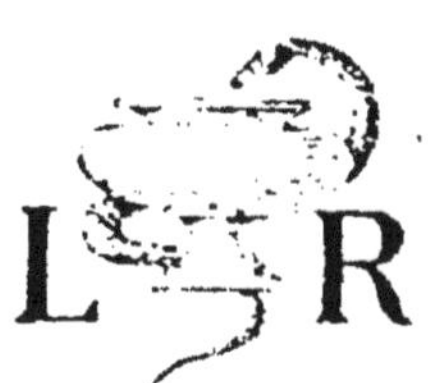

PARIS

LÉON ROUX

5, RUE DUGUAY-TROUIN, 5

——

1901

ESSAI ANATOMO-PATHOLOGIQUE

SUR L'ÉTUDE

DU LOBE FRONTAL

En dehors de la région motrice

PAR

Le Dr François LÉPINAY

ANCIEN INTERNE DES AMBULANCES DE LA VILLE DE PARIS
MÉDECIN A ÉGUZON (INDRE)

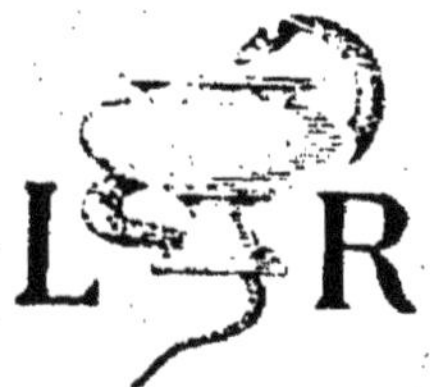

PARIS

LÉON ROUX

5, RUE DUPUYTREN, 5

—

1901

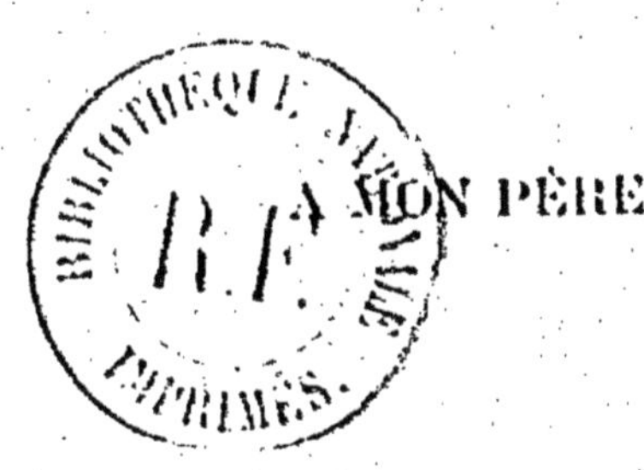

A MON PÈRE

A LA MÉMOIRE VÉNÉRÉE DE MA MÈRE

A MES MAITRES

A MON PRÉSIDENT DE THÈSE

MONSIEUR LE PROFESSEUR LE DENTU

Chirurgien de l'hôpital Necker
Membre de l'Académie de Médecine
Officier de la Légion d'honneur.

AVANT-PROPOS

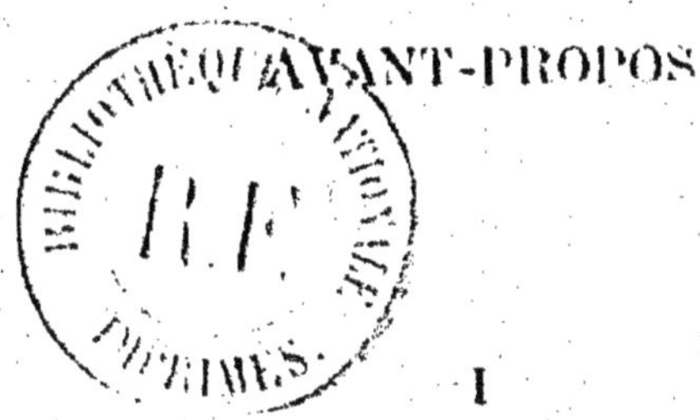

I

Nous nous excusons d'avoir effleuré un sujet aussi délicat, aussi complexe que le système nerveux central, et qui est, selon l'expression de M. Jules Soury, « la source la plus élevée de notre conception de l'univers considéré comme un phénomène cérébral ».

Même envisagé cliniquement, comme nous le comprenons, le thème est vaste et embrasse toutes les branches des sciences médicales : neurologie, clinique médicale et chirurgicale, ophtalmologie, etc.

Depuis longtemps, pendant le cours de nos études, nous avons soigneusement recueilli, touchant le système nerveux central, quelques observations qui avaient attiré notre attention et qui devaient être la pierre fondamentale de notre modeste construction.

Mais, pour mettre à point ce travail, pour donner un corps à ces observations éparses, notre intention avait été de suivre pendant quelque temps le service des cliniciens éminents qui ont illustré les diverses branches médicales auxquelles nous faisons allusion. La parole tombée de la bouche du maître, les conseils que nous en aurions recueillis, auraient donné un grand appoint d'intérêts à l'œuvre que nous voulions poursuivre.

Les circonstances en ont décidé autrement.

Appelé, depuis quelque temps, comme médecin dans un pays dont les malades absorbent notre activité, il nous a été impossible d'accomplir la tâche que nous avions rêvée.

Nous avons dû, à notre grand regret, pour édifier ce travail, nous contenter des quelques notes rudimentaires que nous possédions.

Pendant notre internat aux Ambulances de la ville de Paris, il nous a été donné de vivre avec des collègues qui se sont spécialisés dans la neurologie. Nous avons mis à profit les renseignements qu'ils ont bien voulu nous donner.

MM. les docteurs Chardon et Maurice Dide, médecins des asiles d'aliénés, ont, avec une grande obligeance, mis à notre disposition des observations personnelles recueillies à l'asile de Rennes. Nous leur en exprimons toute notre gratitude.

II

Arrivé au terme de nos études médicales, nous nous faisons un plaisir de rendre hommage à la sollicitude et au dévouement de nos maîtres de la Faculté et des hôpitaux.

Nous prions MM. les docteurs Duguet, médecin de l'hôpital Lariboisière, Troisier, médecin de l'hôpital Beaujon, d'agréer l'assurance de notre vive reconnaissance pour l'enseignement éclairé qu'ils nous ont donné au lit du malade.

Nous avons été initié à l'art des accouchements, à la maternité de Saint-Louis, dans le service de MM. Demelin et

Bouille de Saint-Blaise. Nous n'oublierons pas leur affabilité et leur bienveillance à notre égard.

C'est un grand honneur pour nous d'avoir été l'élève de M. le professeur Le Dentu.

Nous avons pu, pendant les trois années qu'il nous a été donné de remplir les fonctions d'externe dans son service, apprécier l'érudition du savant, l'habileté du praticien et la bonté de l'homme.

Cette éducation chirurgicale, puisée à la clinique de Necker, nous a déjà rendu les plus grands services pour les besoins quotidiens de notre clientèle.

Pendant notre service à Necker, nous avons eu le bonheur d'avoir comme maîtres et amis MM. Mauclaire, Morestin et Cunéo, dont la bienveillance pour nous a été sans bornes.

M. le professeur Le Dentu a bien voulu mettre le comble à notre gratitude en acceptant la présidence de cette thèse.

Nous garderons de son obligeance un souvenir impérissable.

III

Depuis plusieurs mois nous exerçons notre profession dans un charmant petit pays du Berry, à Eguzon, dans l'Indre. Nous en avons reçu des habitants les témoignages de la plus chaleureuse affection.

Cet accueil enthousiaste, nous donnant l'autorité morale dont le médecin a besoin pour exercer utilement sa profession, a contribué pour une large part aux succès qui ont couronné nos efforts.

Il nous est impossible d'oublier les consolations que nous avons reçues comme médecin de cette population sympathique, digne d'intérêts et à laquelle désormais nous consacrerons nos efforts, notre activité et notre dévouement.

Nous adressons nos plus vifs remerciements aux édiles d'Eguzon qui nous ont donné tant d'encouragements pour nos débuts. M. Dauthy, maire d'Eguzon et conseiller général de l'Indre, a été pour nous un ami et un conseil éclairé. Nous lui en témoignons ici notre plus vive reconnaissance.

1

INTRODUCTION

Envisagée au point de vue clinique et de l'anatomie pathologique, l'étude du lobe frontal n'a pas inspiré beaucoup de travaux d'ensemble, si l'on met de côté la zone motrice, la frontale ascendante, dont nous ne nous occuperons pas, car la symptomatologie des altérations de cette portion du cerveau est, depuis longtemps, parfaitement connue.

Nous ne dirons rien des recherches expérimentales faites pour élucider la physiplogie de cette partie des centres nerveux ; les résultats obtenus par des expérimentateurs également habiles, ne sont pas concordants. Il y a plus, l'application à l'homme des résultats quels qu'ils soient obtenus chez l'animal ne nous semble pas concluante pour l'étude que nous faisons. Car s'il est facile d'étudier comparativement les fonctions d'un nerf donné dans des espèces aussi différentes, la physiologie des grands centres d'association est profondément différente selon le degré de développement intellectuel des sujets auquels on s'adresse. Le développement très différent du lobe frontal rend d'ailleurs toute assimilation impossible.

Nous ne nous adresserons pour cette étude qu'à la méthode anatomo-clinique. On en comprend la raison. Aucune région anatomique n'a plus, que l'écorce cérébrale, excité la sagacité des physiologistes.

Depuis la découverte célèbre de Broca sur le siège de la faculté du langage, les expérimentateurs guidés, par cette pensée que toute portion de la zone frontale correspond à un organe, ont bâti des travaux immenses dans le but de fixer ces localisations.

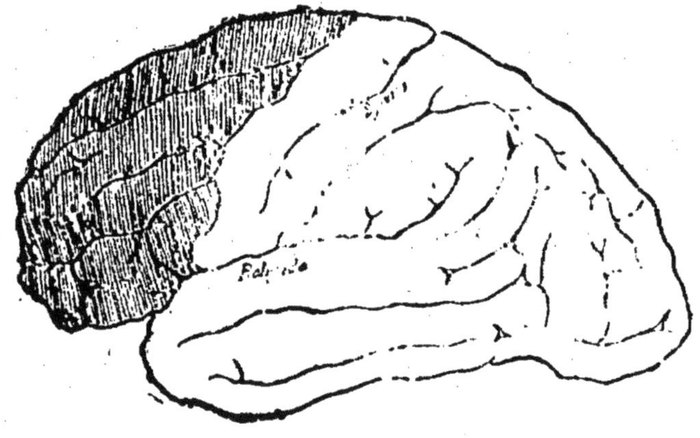

Fig. 1.

La communication de Broca ne date que d'une quarantaine d'années et il faudrait des volumes pour relater en détail les recherches faites en vue de découvrir de nouvelles localisations.

Cependant les recherches de Fritsch, de Ferrier sur l'excitation expérimentale de certaines circonscriptions corticales, les résultats merveilleux obtenus par Hitzig sur le cerveau du singe, dont la conformation en lobes et lobules présente une grande analogie avec celui de l'homme, n'ont point porté une lumière complète sur cette portion du cerveau.

A ce sujet l'accord parmi les physiologistes est loin d'être parfait, et la discussion est encore ouverte.

On le comprend facilement, il n'entre pas dans le cadre de ce travail de rappeler ou d'analyser ces travaux de haute physiologie expérimentale, notre but est plus modeste. Nous voulons chercher et grouper des faits cliniques dont la déduction puisse porter un enseignement à l'étude qui nous intéresse.

La méthode basée sur la clinique et l'anatomie pathologique pourra seule nous guider au milieu de ce dédale de discussions théoriques et scientifiques qu'a soulevées l'étude du cerveau.

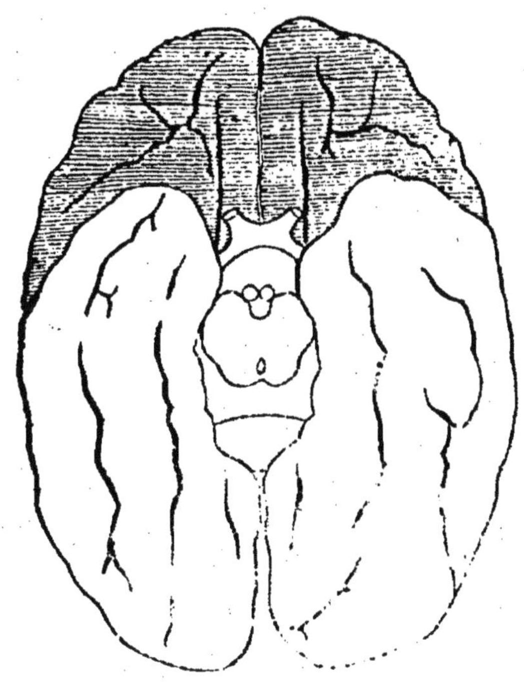

Fig. 2.

Toute classificaton est artificielle. Celle que nous proposons n'a d'autre ambition que de nous permettre d'étudier et de grouper les différents cas qui se sont offerts à notre observation ou que nous avons pu réunir dans la littérature médicale.

Dans un premier chapitre nous étudierons les anomalies de développement, ou les atrophies simples limitées aux circonvolutions qui nous intéressent.

Puis nous grouperons les quelques cas assez rares de ramollissement et d'hémorrhagies de la région préfrontale que nous avons pu recueillir.

Les lésions traumatiques nous arrêteront ensuite et nous terminerons par les tumeurs.

Ce dernier chapitre a provoqué beaucoup plus de travaux que les précédents, et, par la même raison, est bien mieux connu. Nous nous y arrêterons moins longtemps, nous excusant de n'être pas aussi complet que possible. Nous renverrons d'ailleurs pour la bibliographie de cette étude à des ouvrages très récents et consciencieusement rédigés.

A propos de ces divisions de notre étude, nous signalerons les principales particularités qui se dégagent de nos observations, au double point de vue du diagnostic et du pronostic.

Nous nous réservons d'étudier dans un chapitre d'ensemble les troubles mentaux liés aux lésions du lobe frontal.

II

AGÉNÉSIE ET ATROPHIE DES LOBES FRONTAUX

Il est extrêmement rare, on le conçoit, de trouver des cas probants d'agénésie et d'atrophie des lobes frontaux. Car nous avons, dans ce travail, soigneusement éliminé toutes les observations de sclérose diffuse ou étendue à plusieurs lobes.

Dans ces cas, il est, en effet, impossible de faire la part de ce qui revient au lobe frontal et de ce qui revient aux lobes voisins. La symptomatologie en est d'ailleurs connue, et dans la très grande majorité de ces lésions on observe de l'idiotie avec des phénomènes épileptiformes.

Nous n'avons rencontré que deux observations concluantes : l'une d'agénésie, l'autre d'atrophie des lobes frontaux.

Comme on le voit, ces exemples, ne sont pas nombreux. Cependant, ils sont rapportés avec des détails suffisants pour qu'on puisse en dégager des conclusions. Car, de toutes les lésions du lobe frontal, ce sont incontestablement les plus propres à fournir des résultats précis et exempts de cause d'erreur. Ici, en effet, ni le traumatisme, ni la congestion, ni la compression ne peuvent apporter des facteurs étrangers avec des signes qui leur soient propres.

OBSERVATION I (Résumée).

(BARADUC, *Bull. Soc. anat.*, 1876, p. 2779.)

Il s'agissait d'un homme de 73 ans entré aux Ménages à la suite de revers de fortune amenés par la bizarrerie de son caractère. On le connaissait, dans cette maison où il a passé, pour ne jamais parler et marcher toujours devant lui. Au cours des trois premières années, il avait présenté quelques signes d'aliénation mentale. « D'apparence joyeuse », volontaire dans ses désirs, vaniteux lorsqu'on le bravait, il parlait très peu, ne répondant que « oui ou non », mangeait seul, marchait toujours. Il finit par ne plus parler du tout, par ne plus exprimer aucun désir, ni par l'œil, ni par le geste, ne reconnaissant plus personne, ne sachant plus porter les aliments à la bouche, incapable de retrouver son lit. Il devint complètement gâteux. D'ailleurs aucune paralysie ; force musculaire très développée, comme l'éprouvaient les infirmiers qui le changeaient. Dès que la porte était ouverte, il s'échappait, même nu, n'ayant d'ailleurs aucun sentiment de froid ou de chaleur, quoique la sensibilité générale fût conservée. Il marchait toujours au hasard, devant soi, ramassant ce qu'il rencontrait sur son chemin.

Autopsie. — Atrophie des deux lobes frontaux recouverts d'une membrane plissée sur elle-même, adhérente par sa face externe avec la pie-mère. Ainsi F¹, F², F³, sur la convexité, comme sur la face interne, étaient atrophiées, tandis que FA et PA, ainsi que le lobule paracentral, ne l'étaient pas. Les artères, dit Baraduc, n'étaient nulle part athéromateuses. Mais celles qui irriguaient « les points malades étaient atrophiées, diminuées de moitié, paraissant cependant perméables ».

Ces lésions expliquent à l'auteur de cette observation, avec la conservation de la sensibilité et de la motilité, la perte de la parole et l'absence « d'idées volontaires, de spontanéité, de désirs traduits par un geste ».

Les autres circonvolutions étaient saines, sauf P² (circonvolution supramarginale et pli courbe).

Observation II (Résumée).

(Echeverris, *Médical Record*, mars 1869. Analyse in *Annales médico-psychologiques*, 1871, tome i.)

Sclérose des deux tiers antérieurs des circonvolutions frontales sans aphasie.

Voici les particularités de cette observation :

Épilepsie, dysphagie, paralysie de la langue, absence d'aphasie, mort subite par hématorachies, double anévrysme des artères vertébrales, sclérose du cerveau et de la moelle.

Cette dernière observation est d'une telle complexité et d'ailleurs rapportée avec une telle brièveté dans le recueil où nous l'avons trouvée analysée qu'il serait évidemment exagéré de lui attribuer une valeur bien considérable. Il n'en va pas de même de la précédente ni surtout de celle que nous allons rapporter maintenant et que nous reproduirons presque intégralement en raison de son importance et des détails précis qu'elle contient.

Le contexte nous apprend que les pièces ont été vues par M. le docteur Gombault, et la haute compétence de cet anatomo-pathologiste nous est un sûr garant de l'exactitude des constatations énoncées. Elle nous permet d'admettre ce fait absolument surprenant et jusqu'alors unique, d'agénésie des lobes frontaux. Ce fait a en quelque sorte la valeur d'une expérience.

Observation III

(*Revue neurologique*, 1901.)

Femme dont le grand'père maternel avait déjà présenté des troubles mentaux de nature hypocondriaque ; les ascendants directs, cultivateurs, n'avaient aucune tare notable, ils n'étaient pas parents.

Les premières années de la femme D... n'offrirent rien de très spécial. Elle avait l'intelligence moyenne des enfants de son âge. Elle alla peu à l'école, et apprit cependant à lire. Développement normal. Pas de trace de rachitisme. Mariage vers la vingtième année. Eut trois enfants, sans qu'aucun trouble se manifestât à l'occasion des grossesses. S'occupait attentivement de son ménage.

A l'âge de 30 ans, impliquée dans une affaire de faux et renfermée à la prison de Montfort, puis relâchée quelques jours après et très affectée de son arrestation, elle se mit à boire d'une façon immodérée.

Bientôt parurent des symptômes non douteux d'aliénation mentale. Grande volubilité dans le langage. Très agitée, se déshabillant sans raison, était en proie à des terreurs imaginaires, crainte de la guillotine. Placée d'office à Saint-Méen, le 20 septembre 1873, elle y présenta des symptômes d'excitation maniaque avec appoint alcoolique. Mais elle reprit vite conscience de sa situation, si bien qu'elle affirma avoir signé une pièce faite par son frère, sans savoir que c'était un faux, ce qui semble exact.

Elle sortit guérie deux mois après son admission.

Retournée chez elle, elle vécut normalement.

Devenue complètement raisonnable, elle avait repris sa place au foyer, s'occupait du ménage et prenait soin des enfants. Cependant, 25 ans plus tard (elle avait 58 ans), on s'aperçut qu'elle *n'avait plus la tête solide*. Elle quittait la maison et cherchait à boire un peu partout. Violente, confuse dans les idées, présentant six mois plus tard des troubles mentaux de plus en plus accentués, elle fut, pour la deuxième fois, 28 novembre 1898, replacée à l'asile Saint-Méen.

Dès son entrée dans le service on la trouva très affaiblie intellectuellement : inconscience de la situation, perte complète de la mémoire.

Bientôt survinrent les troubles moteurs : faiblesse musculaire ne permettant plus de quitter le lit. Insensible à tout ce qui se passait autour d'elle, ne répondait plus aux questions posées, elle était gâteuse. On notait de temps en temps de petites ulcérations au niveau des jambes notamment dans les endroits qui se reposaient sur le lit. Mais des pansements antiseptiques avaient rapidement raison de ces troubles trophiques. Pendant les derniers mois, léger degré de contracture du sterno-cleido mastoïdien droit.

Mort, le 25 août 1900.

Autopsie. — Après l'ablation de la calotte crânienne, un peu épaissie, on trouva la dure-mère flasque, déprimée, laissant un vide entre sa face profonde et le cerveau.

Poids de l'encéphale, 980 grammes, poids du cerveau seul, 850 gr. Atrophie manifeste des lobes frontaux. Vu de haut, le cerveat accuse une dépression très nette en avant de FA dont le développement est tout à fait normal. Circonvolutions atrophiées et présentant une coloration normale ; mais l'épaisseur en est diminuée de moitié. Elles sont d'ailleurs parfaitement distinctes. La disposition et le nombre des scissures sont ceux d'un cerveau adulte. Les anomalies sont symétriques à peu de choses près.

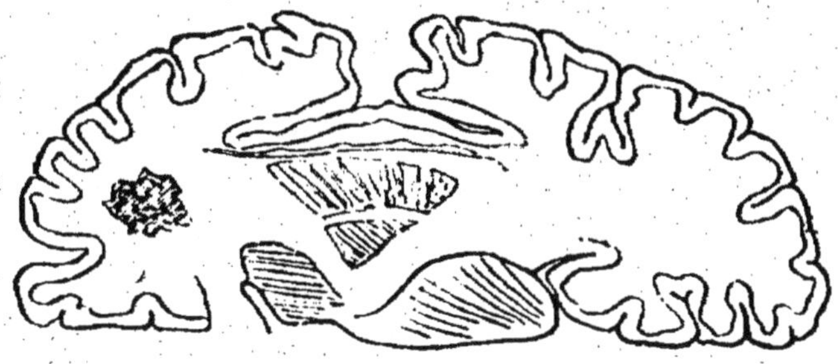

Fig. 3.

Il suffit donc de décrire le lobe gauche. Au niveau de la face externe F¹ est extrêmement simple. On y retrouve ses trois racines, la plus apparente est l'externe ; une fois constituée, elle se poursuit en avant sous forme d'une crête qui limite le bord supérieur de l'hémisphère. Il existe le passage minuscule vers la région moyenne entre F¹ et F². F² est très nettement dédoublé par une profonde scissure ; sa partie supérieure se détache d'une racine très apparente. F³ offre une particularité importante : le pied et le cap présentent un développement normal, bien que le pli de fusion avec FA soit tout à fait minuscule ; la portion située en avant de la branche transversale est nettement atrophiée. Les circonvolutions continuées dans le lobe orbitaire manifestent la même diminution de volume. A la face interne, les plis fronto-limbiques n'existent pas. Toutes les circonvolutions situées en avant du lobe paracentral participent à l'atrophie. Dans l'insula de Reil, le lobe antérieur est de même nettement diminué de volume.

On juge fort bien sur la coupe de Flecheig, de la diminution de volume du lobe frontal qui intéresse la substance blanche et la tête du noyau caudé.

On peut constater que l'épaisseur de la substance grise du lobe frontal est inférieure, de moitié environ, à celle des autres régions.

La pie-mère n'était adhérente en aucun point.

Les artères cérébrales ne présentaient pas d'altération macroscopique : elles semblaient légèrement diminuées de volume dans les territoires atrophiés.

L'examen histologique de FA et de F² à droite a été fait après fixation au formol à 1/10 ; inclusion à la paraffine.

(Suit l'examen histologique.)

Nous ne devions pas pour l'instant nous occuper de l'état mental. Cependant nous croyons opportun de rappeler combien a été peu importante la symptomatologie des lésions aussi étendues.

Dans les deux cas, que nous venons de citer, dans le deuxième surtout, la période silencieuse a été fort longue. De plus, rien dans la sphère intellectuelle comme dans le système sensitivo-moteur ne pouvait faire prévoir ce que l'autopsie montra.

La démence, même survenant en fin de compte, ne pouvait attirer l'attention sur une lésion plus ou moins circonscrite.

Des cliniciens très bons observateurs arriveront peut-être à établir la symptomololagie des atrophies et des agénésies du lobe frontal, mais, en présence des documents que nous possédons, nous devons avouer notre ignorance complète à ce sujet.

III

RAMOLLISSEMENT ET HÉMORRAGIE DES LOBES FRONTAUX

Nous n'étudierons que les ramollissements étendus siégeant au niveau des frontales 1, 2 et 3. Ceux qui intéressent la frontale ascendante ou le pied de la 3e frontale sont traduits par des signes tellement multiples et tellement apparents que nous n'avons pas à les rappeler.

La région qui nous occupe serait, d'après les physiologistes, le siège d'un certain nombre de mouvements (yeux, tête, nuque et tronc). Mais ces recherches expérimentales n'ont pas reçu la confirmation de l'anatomie pathologique humaine qui seule nous intéresse.

Les lésions étendues de la corticalité à ce niveau nous ont semblé rares. La littérature médicale en compte assez peu. La raison anatomique en est simple : le territoire de la cérébrale antérieure est beaucoup moins exposé aux embolies que celui de la sylvienne.

Cependant les lésions très étendues de la région préfrontale ne sont pas — au dire des psychiâtres — aussi rares qu'on le pense généralement. Vraisemblablement la thrombose par athérome chez les aliénés y contribue pour une large part.

Les quelques cas que nous avons pu observer nous montrent le négativisme symptomatique des altérations de cette portion du cerveau.

OBSERVATION IV

(In Annales médico-psychologiques, 1893.)
Mort subite dans un cas de ramollissement étendu des deux lobes frontaux.

Sommaire. — *Homme de 28 ans. Profonde dépression mentale. Mutisme absolu. Syncopes de deux à trois minutes de durée. Absence de convulsions. Mort subite.*
Autopsie : *foyer de ramollissement étendu des deux lobes frontaux et des parois des ventricules. Adhérences légères de la pie-mère aux hémisphères.*

D... Pierre, âgé de 28 ans, né à V... (Aveyron), journalier, sans domicile connu, est entré à l'asile de Ville-Evrard, le 19 juin 1891, venant de l'asile Ste-Anne.

Il est porteur des certificats suivants :

Certificat à fin d'admission (hôp. Lariboisière, 18 mai 1891) : Aliénation mentale manifestée par des crises d'alcoolisme aigu et épileptique, ce qui trouble le repos des malades.

Signé : Docteur LANDRIEUX.

Certificat immédiat (Asile Ste-Anne, 19 mai 1901). — Affaiblissement des facultés intellectuelles, obtusions et alternatives d'excitation. Le malade aurait eu des crises convulsives, d'après le certificat qui l'accompagne.

Signé : Docteur MAGNAN.

Certificat de quinzaine (Asile Ste-Anne, 2 juin 1891). — Affaiblissement des facultés mentales avec excitation en voie de décroissance.

Signé : Docteur MAGNAN.

A son entrée dans le service du docteur Marandon de Montyel à l'asile de Ville-Evrard, le malade est dans un état de dépression telle qu'il est impossible d'obtenir de lui aucun renseignement. Il ne répond à aucune question et donne lieu *au certificat immédiat suivant :*

Asile de Ville-Evrard (20 juin 1891). — Lypémanie aiguë avec profonde dépression mentale et inconscience des actes.

Signé : Docteur MARANDON DE MONTYEL.

Pendant les premiers jours de son entrée l'état mental du malade est stationnaire. De plus, comme symptômes physiques, il a des pertes de connaissance que les infirmiers prennent pour des vertiges épileptiques. Ces syncopes se répètent par deux fois. Assis, le malade est tombé en arrière et est resté sans connaissance deux à trois minutes. Revenu à lui, il ne se souvient de rien. Ces vertiges ont été accompagnés d'une crise convulsive. Le malade n'avait aucun trouble de la motilité. Les autres symptômes cliniques manquent en raison du peu de temps que le malade a passé dans le service ; quoiqu'il en soit, le malade rentré à l'asile le 19 est trouvé mort dans son lit le 28 juin, à 2 h. 1/2 du matin. Pas de renseignements sur ses antécédents pathologiques personnels ou héréditaires.

Le corps reposait dans le décubitus dorsal. Face et extrémités cyanosées. Le malade était mort sans prononcer aucune plainte. Voisins ou gardiens ne se sont pas aperçus du moment précis du décès. Mais le corps était déjà froid au moment de la constatation.

Les symptômes peu nets qu'il a présentés pendant la vie, le peu de phénomènes que nous avons constaté chez lui, joint à la rapidité de sa mort et aux lésions que l'autopsie nous a permis de constater, nous ont engagé à rechercher, chez ceux qui avaient vu le malade avant nous, les renseignements cliniques qui manquaient.

Nous nous sommes sans succès adressé au service de M. Landrieux pour savoir quels phénomènes avait présentés le malade à l'hôpital Lariboisière.

Cependant, d'après le certificat dont il était porteur, il y a lieu de croire qu'il a eu des attaques convulsives.

Des renseignements que nous a fournis notre ami Berbez, interne du service de l'admission de Sainte-Anne, il ressort que ce malade est resté dans cet asile quinze jours dans un état de stupeur et d'hébétude. M. Magnan avait rattaché cet état à une lésion traumatique ou circonscrite. Mutisme absolu, face stupide, pupilles largement dilatées. On y avait également pensé au début à Sainte-Anne. Et les attaques convulsives signalées dans le certificat de M. Landrieux y faisaient croire à un état post-épileptique.

Au bout de quelque temps, cet état de stupeur a commencé à disparaître, le malade est sorti de l'état de prostration et a pu dire à M. Berbez que depuis quelques mois il avait des pertes de connaissance, il tombait tout d'un coup, ne se rappelant pas ce qu'il faisait.

A Sainte-Anne, il a eu, consécutivement au certificat de quinzaine établi par M. Magnan, deux petits vertiges sans chute, mais avec perte de connaissance et quelques mouvements convulsifs localisés dans le bras gauche. Ces vertiges, très rapides, auraient eu lieu dans la soirée. Mon ami Berbez a tenté également d'obtenir des renseignements du service de M. Landrieux. Il n'a pas été plus heureux que nous.

Autopsie. — 20 juin 1891.

Poumon. — Congestion, adhérence du poumon droit en arrière de la cage thoracique près de la colonne vertébrale. Poids : P. D., 650 gr. ; P. G., 645 gr.

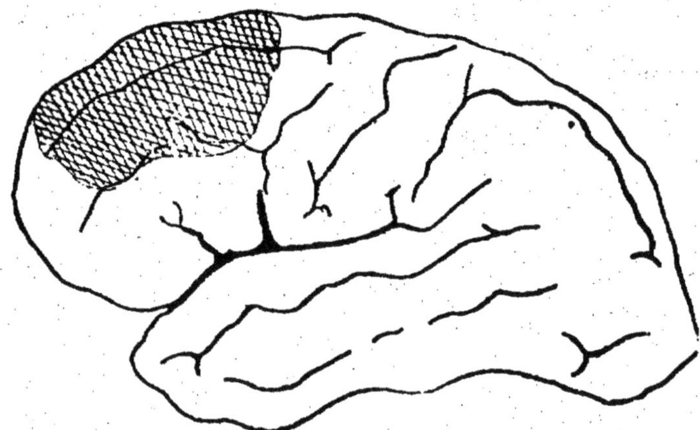

Fig. 4. — Les hachures indiquent le ramollissement récent.

Cœur. — Couleur feuille morte. Pas de lésions orificielles. Péricarde normal. Cavités dépourvues de caillots sanguins. Poids 372 grammes.

Reins. — Tissu congestionné normal.

Poids, R. D. 177 grammes. R. G. 172 grammes.

Foie. — Énorme, congestionné, spumeux, P. 2 kil. 225.

Cavité abdominale. — Normale.

Cerveau. — *Hémisphère droit.* P. 565 gr.

Foyer énorme de ramollissement, siégeant dans le lobe frontal et qui en a amené la destruction presque complète. Seul subsistait le pied des circonvolutions frontales 1, 2, 3 et la circonvolution frontale ascendante.

Deux foyers de ramollissement siégeant dans l'insula de Reil, o premier près de la circonvolution de Broca qui existe encore, le deuxième au niveau de la première temporale (dans le pli de jonction); un foyer de ramollissement unique siège dans le lobe occipital au niveau de la deuxième circonvolution.

Hémisphère gauche. P. 635 gr.

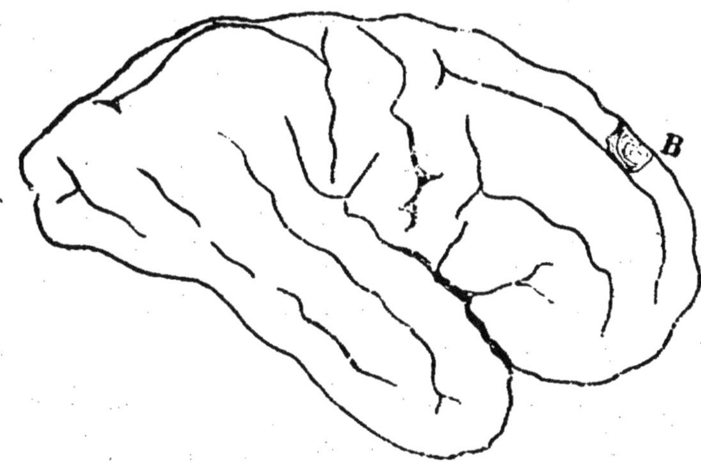

Fig. 5. — *Lobe droit.* B, ramol. ancien.

Foyer de ramollissement considérable, siégeant au niveau du lobe frontal qui en amène la destruction partielle, avec intégrité de la troisième circonvolution, du tiers de la première et de la seconde (du côté du pied) et de la frontale ascendante. Cependant, on remarque deux petits foyers de ramollissement au niveau du pied de la frontale ascendante.

Ramollissement des parois des ventricules.

Adhérence légère de la pie-mère aux hémisphères. Peu de liquide céphalo-rachidien (50 gr.). Peu d'adhérence des membranes.

Parois du crâne. — Épaissies.

Cervelet. — Normal. P. C. D. 70 gr.

C. G. 72 gr.

Bulbe. — Normal. P. 32 gr.

OBSERVATION V

(Recueillie à l'A. ile de Rennes, dans le service
de M. le docteur CHARDON.)

La femme B. L. (48 ans) est entrée à l'Asile avec les symptômes de paralysie générale : affaiblissement intellectuel, embarras de la parole, tremblement des lèvres et des mains, gâtisme par intervalles.

Le 13 mai elle a un léger vertige. Le bras droit est complètement inerte, la jambe droite légèrement parésiée. Aucun trouble moteur du côté de la face ou des yeux. La parole avait conservé les caractères présentés antérieurement : elle était embarrassée, mais les échappements n'étaient pas plus nombreux. Pas de surdité verbale. L'étude de l'agraphie est impossible en raison de la paralysie du bras droit.

Réflexes conservés du côté paralysé. Réflexe de Babinski en flexion légère, normale. Sensibilité au contact et à la piqûre conservée.

Dix jours après la malade meurt de complications pulmonaires.

A l'*autopsie* on trouve dans le cerveau droit, au niveau de la partie moyenne de la première frontale, un vieux ramollissement gros comme une pièce de deux francs, blanc jaunâtre et ratatiné. Dans l'hémisphère gauche on trouve un vaste ramollissement récent, très rouge, intéressant la corticalité des première et deuxième frontales et s'arrêtant assez exactement en arrière, au niveau de la frontale ascendante.

A la coupe, les noyaux centraux ne présentent rien d'anormal. Le bulbe et la protubérance semblent normaux. Le poids de l'encéphale est de 1.180 grammes.

Ces deux observations sont assez instructives. La première, il est vrai, offre des lésions complexes, mais localisées avec une telle prédilection dans la région préfontale qu'on peut pratiquement négliger les autres foyers, d'ailleurs minuscules. En dehors de la stupeur et du mutisme, si fréquemment lié aux inhibitions psychiques, il existait des ictus survenant de temps en temps avec quelques mouvements convulsifs. Mais il n'y avait rien là qui permit de localiser une lésion circonscrite prévue par M. Magnan, dans une région quelconque du cerveau. Il n'existait là aucun trouble dans la motilité des yeux, de la tête et du trone. Et il est vraisemblable que si les centres de ces régions eussent existé dans le lobe frontal, les centres en question auraient été détruits.

La deuxième observation est intéressante à bien des points de vue. D'abord nous y voyons associés la paralysie générale et le ramollissement cérébral, association vraiment singulière, car les lésions artérielles sont bien établies dans la périméningo-encéphalite diffuse.

De plus, les mêmes remarques relatées plus haut, s'appliquent aux centres des yeux, de la tête et du trone.

Mais le fait curieux, déconcertant, et propre à tromper le diagnostic, est fourni par l'hémiplégie survenant sans lésions de la zone rolandique et de la capsule interne.

On ne peut expliquer ce phénomène qu'en invoquant une inhibition de la zone motrice, consécutive à une lésion du voisinage qui se fût sans doute guérie. De fait, l'amélioration se produisait progressivement.

Passons maintenant aux hémorragies de la substance

blanche du lobe frontal. Elles sont également très rares observées ; car elles n'attirent pas l'attention par des signes cliniques importants.

Observation VI

(Recueillie à l'asile de Rennes dans le service de M. le docteur Chaudox.)

S..., menuisier, 41 ans, est un alcoolique chronique et présente parfois, après d'excessives libations, des crises épileptiformes. Il se fait en 1900, une fracture de jambe, traitée à l'hôpital de Fougères. Puis des accidents d'alcoolisme délirant surviennent et il est dirigé sur l'asile de Rennes. Ces accidents disparaissent assez rapidement, mais un état de dépression mélancolique subsiste, basé surtout sur des hallucinations auditives verbales. On note chez lui de l'écho de la pensée : il entend des voix qui répètent tout ce qu'il pense.

Le 3 mars 1901, on constate chez lui une néphrite chronique caractérisée par de l'œdème des jambes et des traces d'albumine dans l'urine, bruit de galop. Le régime lacté et le repos au lit font rapidement disparaître les symptômes précités.

Le 18 mai, rien n'avait attiré l'attention du côté du rein, il a deux crises d'épilepsie suivies d'une exagération des phénomènes délirants. On le persécute, on veut lui faire voir blanc pour noir, on le traite de franc-maçon.

Le 19 juin, état de malaise se prolongeant jusqu'au 21. Pendant ces trois jours plus de soixante crises qui sont parfois subintrantes.

Le traitement mis en œuvre semble actif : saignée de 150 gr. Injection de 1500 grammes de sérum de Hayem. Ponction lombaire avec évacuation de 25 c³ de liquide céphalo-rachidien. Ce liquide ne contient pas d'éléments figurés et en injection intra-cérébrale n'est pas toxique pour le cobaye,

Les crises disparaissent. Mais le 28 un état général grave se déclare lié à une poussée aiguë du côté du poumon entièrement tuberculeux. Le malade est bientôt en proie à de la confusion mentale.

Les associations d'idées se font mal, souvent sur des sons : il parle de verges, de clergé, etc. ; mort le 30 juin.

Autopsie 24 heures après. Adhérences pleurales surtout du côté gauche. Les deux poumons farcis de tubercules avec cavernes au sommet.

Cœur (316 gr.) — Ne présente pas d'altérations ; à l'origine de l'aorte, quelques plaques athéromateuses.

Foie. — Évidemment atrophié pèse 1.030 gr. ; on y trouve de l'hépatite nodulaire graisseuse. Pas de calculs dans la vésicule.

Reins. — Atrophiés. Poids total 270 gr. Capsules adhérentes.

Rate. — Molle et diffluente. Poids 172 gr.

L'encéphale pèse 1.440 gr. Pie-mère cérébrale épaissie et non adhérente. Des foyers congestifs se trouvent en plusieurs endroits de la corticalité. Mais il n'existe antérieurement aucune lésion grave ni ancienne. A la coupe les noyaux centraux ne sont pas altérés. Mais on constate dans le lobe frontal gauche, en pleine substance blanche, en avant de la tête du noyau caudé, un foyer hémorragique gros comme une petite noix et contenant un magma rouge sanglant. Foyer évidemment de date récente. La couleur du contenu rapprochée de celle des autres hémorrhagies permet de dire que l'accident n'a certainement pas plus d'un mois de date.

Nous voyons ici encore de quelles obscurités se trouve environné le diagnostic de la lésion qui était pratiquement impossible. Constatation que nous avons déjà eu à faire à propos des autres variétés de lésion du lobe préfrontal.

IV

LÉSIONS TRAUMATIQUES DU LOBE FRONTAL

Les lésions traumatiques du lobe frontal ne sont pas extrêmement fréquentes. Cependant des exemples s'en trouvent dans la littérature médicale.

Les plus récents traités de chirurgie (Le Dentu et Delbet) ne consacrent que quelques lignes aux accidents de cet ordre.

Les agents traumatiques le plus souvent incriminés sont des balles de revolver, des couteaux, des extrémités de parapluie, etc.

La lésion se fait généralement d'avant en arrière ou de dehors en dedans, intéressant l'os frontal. Le cerveau a été quelquefois atteint après une lésion de l'orbite.

Il y a lieu de distinguer : 1° les accidents produits par l'agent vulnérant, 2° ceux qui peuvent résulter de l'inflammation (introduction de germes septiques au moment de l'accident), 3° ceux qui résultent d'une irritation chronique (esquilles dans les fractures du crâne).

D'autre part nous avons éliminé les cas où l'accident est dû à un instrument contondant, car on observe alors des phénomènes de choc, dus à la commotion cérébrale et qui à notre sens doivent être soigneusement distingués des observations qui nous intéressent.

L. Welt (1) a le premier réuni 11 observations de lésions traumatiques du lobe frontal sans accident grave consécutif et notamment un cas suivi d'autopsie qui a permis de reconnaitre les lésions cependant très anciennes.

Observation VII (Résumée).

(Nobele, *Annales de médecine belge*, février 1835.)

Nobele rapporte le cas d'un garçon de 16 ans mais assez robuste pour qu'on lui en donnât 20. François V..., d'un caractère sombre et fermé, d'une intelligence médiocre, qui en vint, par jalousie, à l'idée du suicide. Il se tira un coup de pistolet dans le front. La blessure siégeait à la face inférieure de l'os frontal à gauche.

« Une quantité considérable de substance cérébrale remplissait la blessure en forme de bouillie. » Il s'y trouvait plusieurs fragments d'os du frontal. Les pupilles, très dilatées, ne se contractaient plus, pouls faible et lent : sopor. Réponses sans aucun sens aux questions. Une couronne de trépan fut appliquée. Une grande masse de substance cérébrale et de sang sortit encore de la blessure. Avec les doigts introduits dans la cavité crânienne et au moyen d'une sonde, on détermina la direction suivie par le projectile. Le malade fut très agité pendant l'opération : douleur à la section des téguments, délire, coma. Puis il devint tout à fait calme. Le lendemain, la conscience reparut entièrement. Il ne se plaignait pas de souffrir. Les yeux disparaissaient dans le visage tuméfié. *Déglutition normale, aucun trouble de motilité des membres.*

Le 3ᵉ et 4ᵉ jour, l'état du malade continua de s'améliorer. Il ne répondait pas aux questions relatives à sa tentative de suicide. La

(1) L. Welt. — Ueber charakterveranderungen des Menschen unfalge von Læsionen des Sternhums Aus der med. Klinikin in Zurich, *Deutsches Arch. Klin Med.* v. quen oren B. D. 524, t. Leips. 1888.

cicatrisation de la blessure du front se fit vite. Le 31ᵉ jour il put être transporté. La vue était perdue, mais le sens de l'odorat était intact.

Or, de sombre et fermé qu'avait été ce jeune homme, « il devint, à partir de ce moment, gai, vif, enjoué et jovial ». La perte de la vue parut à peine l'affecter. Des convulsions ne tardèrent pas à se montrer. Il mourut deux ans après sans qu'on sût rien sur la mort. Il n'y eut pas d'autopsie.

OBSERVATION VIII

C...., cultivateur, 33 ans. On ne note rien de remarquable dans ses antécédents personnels.

Les premières années se passent sans incidents. A l'âge de 7 ans, il fait, en jouant, une chute malheureuse. La tête porte sur un crochet de fer situé près d'un abreuvoir. La tige métallique pénètre au niveau du frontal gauche à trois travers de doigt au-dessus de l'arcade sourcilière, pénètre dans la cavité cranienne, après avoir intéressé les téguments et le plan osseux sous-jacent, à une profondeur de plusieurs centimètres.

L'enfant perd connaissance, mais dès le lendemain il a repris l'usage de ses sens. Les suites de l'accident sont très simples. Il ne survint aucun phénomène septique. La plaie guérit avec une assez forte dépression osseuse au niveau du lieu de pénétration.

L'enfant se développe cependant comme ses camarades, apprend à lire et à écrire, manifeste d'heureuses dispositions musicales qu'il met à profit dans son milieu en jouant de l'accordéon.

Actuellement c'est un homme tout à fait normal, très apprécié par tous ceux qui le connaissent, sobre et très travailleur, mais peu enclin aux amusements. Il n'a jamais présenté ni céphalée, ni troubles mentaux, ni phénomènes convulsifs d'aucun ordre.

Observation IX. (Résumée).

(M. H. Gintrac. *Journal de médecine de Bordeaux*, février 1847.)

Enfant de 12 ans. Chute de sa hauteur sur un couteau ouvert. La lame, entrée obliquement entre la paupière supérieure gauche et le globe oculaire, avait perforé la voûte orbitaire et pénétré d'au moins un centimètre dans le lobe antérieur gauche du cerveau. Malgré la gravité de la lésion les symptômes furent très bénins. Intelligence intacte. Absence même de céphalalgie. Au bout de huit jours, tous les accidents avaient disparu.

Observation X. (Résumée).

(Boutellier (de Rouen), *France médicale*, 1868.)

X.... reçoit une balle pénétrant dans le cerveau à auche au niveau du lobe frontal. Aucun trouble ni du côté de l'intelligence, ni de la parole, ni de la motilité. La mort survint plus tard, mais l'autopsie n'a pu être faite.

Observation XI (Résumée).

(Ferrier. De la localisation des maladies cérébrales, Paris 1880.)

Phinéas P. Gage, 45 ans, bourrait un trou de mine au moyen d'une barre de fer pointu. La charge éclate. La barre de fer, la pointe en avant, traversa net le sommet du crâne, dans la région frontale en avant de la suture sagittale. « Tout ce trajet est compris dans la région décrite sous le nom de région préfrontale ». Aucun signe de paralysie ou d'anesthésie, mais changement profond de caractère.

D'après la relation de Harlow, ce mineur, jusqu'alors considéré par ses chefs comme un des meilleurs conducteurs de travaux, fut jugé incapable d'occuper ses anciennes fonctions.

L'équilibre, la balance pour ainsi dire, entre ses facultés intellectuelles et ses penchants instinctifs semblent détruits.

Nerveux, irrespectueux, il jure maintenant de la façon la plus grossière, supporte impatiemment la contrariété et n'écoute plus les conseils des autres, lorsqu'ils sont contraires à ses idées.

Quoique indécis et capricieux, il est à certains moments d'une obstination excessive. « C'est un enfant pour l'intelligence, un homme pour les passions et les instincts. Chacun dit : ce n'est plus là Gage ».

Cet homme mourut plus tard, mais l'autopsie ne put être faite.

OBSERVATION XII (résumée).

(LE MINE. — Recueil de mémoires de médecine et de chirurgie militaire. T. XXVI, juin 1870.)

Une balle cylindro-conique a pénétré dans le cerveau d'un soldat, perforant le frontal presque sur la ligne médiane à un centimètre au-dessus de la naissance du nez. Le malade entré à l'hôpital le 10 octobre, en est sorti guéri au commencement de février de l'année suivante.

OBSERVATION XIII

(BLAQUIÈRE. — Journal des connaissances médico-chirurgicales.)

Lobes antérieurs du cerveau traversés par une balle, sans lésions des facultés intellectuelles.

En 1843, dans le quartier San Pablo, à Mexico, vivait une famille dont le chef était officier de cavalerie. Un des enfants de cet homme, âgé de 12 ans, jouait imprudemment avec un pistolet d'arçon de son père, d'un calibre égal aux nôtres (la balle de dix-sept à la livre). Son jeune frère, âgé de quatre ans et demi, se présenta de profil au-devant du canon. Le coup partit, traversa la tête d'une tempe à l'autre, et la balle s'amortit dans le plâtre de la muraille opposée.

Si la mort était survenue peu de jours après l'accident, un fait déjà si remarquable se serait passé vraisemblablement inaperçu du médecin traitant. Mais la durée prolongée de la maladie et la circonstance extrêmement curieuse de l'intégrité des facultés intellectuelles chez le jeune blessé attirèrent l'attention et un grand nombre de médecins de la capitale furent appelés à vérifier le fait qui avait déjà vingt jours de date.

Ce jour, comme les jours suivants, nous trouvâmes le jeune malade ecchymosé aux paupières, assis sur son lit, jouant parfois avec ses jouets, demandant avec impatience plus d'aliments qu'on ne lui en accordait. Il était même assez gai quand on procédait au pansement qui le contrariait plus qu'il n'en souffrait. Il jouissait de tout l'ensemble des facultés intellectuelles que son âge comportait, et l'on sait qu'elles sont précoces chez les enfants de ces climats : mémoire entière, jugement sain, sommeil un peu interrompu, sans doute par défaut d'exercice, caractère semblable à celui qu'il avait avant l'accident, fonctions corporelles intactes.

L'appareil enlevé laissait voir sur l'entrée et la sortie de la balle, situées toutes deux à un pouce et demi perpendiculairement au-dessus de la commissure externe de chacun des deux yeux, selon une ligne transversale à l'... tical de la tête. Un gros stylet boutonné fut introduit par cha... des plaies et pénétra à vingt lignes au moins de profondeur. Avec un... plus de témérité on eût pu évidemment le faire traverser d'une p... e à l'autre.

On en voyait assez pour conclure que la tête était bien trouée de part en part, et que la balle n'avait pas circonvenu les os en sous-parcourant la peau du crâne.

Six jours se passèrent ainsi sans aucune variation dans l'état déjà décrit du jeune sujet, qui fut visité chaque jour et alternativement à l'heure des pansements par bon nombre de confrères mexicains et étrangers.

Enfin la scène changea. Des symptômes non équivoques d'inflammation se développèrent et le vingt-neuvième jour le petit malade succomba.

L'autopsie fut faite. L'ouverture du crâne à l'entrée de la balle était, comme cela arrive, plus petite et mieux figurée que celle de la sortie. La partie antérieure des deux hémisphères était traversée par la balle. Au-devant du trajet existait une épaisseur de substance cérébrale de six à huit lignes jusqu'à la table interne ou postérieure du coronal. La substance grise existait encore intacte au-dessus du trajet. Les ventricules étaient intacts. La suppuration remplissait toute son étendue ; méninges enflammées. Le crâne fut conservé et figurera, je pense, dans la collection de Paris.

Il est manifeste ici que la mort ne saurait être mise sur le compte du traumatisme et que les phénomènes septiques qui auraient certainement été évités actuellement doivent seuls être incriminés.

Cette observation méritait d'être tirée de l'oubli puisque M. Jules Soury, malgré ses connaissances bibliographiques étendues, croit que le cas de Welt est le seul suivi d'autopsie (1).

Observation XIV (résumée).

(Poirier. *Académie de Médecine*, 1881).

Perforation de la cavité orbitaire par l'extrémité d'un parapluie qui a pénétré de 5 centimètres. Plaie du cerveau. Large ouverture dans la région frontale avec gouge et maillet. La dure-mère est incisée, l'extrémité antérieure du cerveau soulevée, permet d'enlever les esquilles et de nettoyer la plaie. Application d'un drain par la plaie frontale, drain qui ressort par l'orbite. Guérison.

Il y a lieu de remarquer l'absence de tout phénomène consécutif à la lésion cérébrale et de la perte de substance du cerveau. L'olfaction est égale des deux côtés. Rien dans la parole, dans l'intelligence, dans la sensibilité, ni dans les mouvements ne révèle la lésion qui a été produite.

(1) Jules Soury — *Le système nerveux central*. Carré et Naud, Paris, 1899.

Cette observation est intéressante à cause de l'intervention chirurgicale. C'est une pratique qui mériterait de se généraliser. Ce résultat sera obtenu quand les chirurgiens seront bien imbus de cette idée que les lésions du lobe frontal guérissent toujours quand on peut éviter la méningite.

L'observation par laquelle nous terminerons a contrairement aux autres provoqué des troubles moteurs. Ces troubles, d'ailleurs de courte durée, pouvaient fort bien être sous la dépendance d'une lésion de la région motrice ultérieurement guérie.

OBSERVATION XV
(M. CHAMBARD-HEISON.)

Plaie pénétrante du crâne, perte de substance cérébrale.
Hémiplégie droite. Aphasie.

Cette observation, relative à un enfant de 9 ans, est très intéressante parce que la lésion a eu lieu sur les ascendantes antérieures et postérieures gauches et que probablement la troisième circonvolution frontale du même côté paraît avoir été détruite ou plus ou moins profondément lésée. Le malade a eu une hémiplégie du côté droit de la face et du corps et est devenu aphasique.

L'accident a eu lieu le 2 février 1884. Le 12 du même mois les mouvements des membres sont revenus. A partir du 23, la surdité verbale a d'abord disparu, puis la mémoire est revenue, et le 12 mars (30 jours après) l'enfant fait sa première sortie dans d'excellentes conditions.

L'auteur termine cette observation en citant l'opinion de MM. Tripier et Grasset, le premier voulant que la zone motrice soit appelée sensitivo-motrice, le second disant que les lésions corticales ne déterminent que des anesthésies peu prononcées et dont l'intensité va généralement en diminuant.

Pour résumer les observations réunies dans ce chapitre nous pouvons dire qu'en dehors des commémoratifs et de l'exploration directe, le diagnostic des lésions traumatiques du lobe frontal ne repose à peu près sur aucun symptôme d'une valeur due à la lésion du tissu nerveux.

Le mutisme de cette région reste un des points les plus curieux de la pathologie nerveuse.

V

TUMEURS DU LOBE FRONTAL

Nous n'avons pas l'intention de traiter dans ce chapitre la question véritablement trop vaste des tumeurs cérébrales. Nous nous limiterons aux signes qui sont plus ou moins particuliers à la région.

D'ailleurs les symptômes varieront selon le siège de la tumeur.

Les variétés qui nous paraissent les plus fréquentes sont l'endothéliome développé au niveau des méninges. Ce néoplasme fortement adhérent à la dure-mère évolu en refoulant la substance cérébrale.

L'insertion au niveau de l'apophyse crista galli ne nous a pas semblé exceptionnelle.

Les tumeurs évoluant en plein tissu nerveux nous ont paru plus rares. Elles sont, dans la grande majorité des cas, représentées par des gliomes.

« Williamson (1), cité par Soury, a réuni 48 cas de tumeurs de la région préfontale du cerveau ».

La céphalalgie, très fréquente surtout dans le front, peut

---

(1) WILLIAMSON. — On the symptomatolgy of gross lesions (tumours sobcesses) involving the frontal region of the Brain. *Brain*, 1896, 346.

être localisée par le malade dans la région occipitale. La sensibilité du crâne à la percussion est le meilleur procédé de diagnostic local (Oppenheim).

Dans 20 cas où l'on chercha s'il existait de la douleur à la percussion du crâne on la trouva 15 fois. Et dans 13 cas le point douloureux correspondait au siège de la tumeur.

Sur 39 observations on remarqua 35 fois une lésion du fond de l'œil. Sept fois la névrite optique était unilatérale, six fois bilatérale.

L'étude de ce point spécial a été l'objet d'un travail assez récent de Hirschberg (1) qui a essayé de démontrer que les tumeurs qui ont leur siège à l'angle antérieur ou postérieur du chiasma produisaient d'abord de l'hémicécité croisée et ensuite la paralysie des deux nerfs optiques et la cécité complète. Quant aux troubles visuels ayant leur siège dans l'œil, ils sont de 3 espèces :

1° L'augmentation d'étendue du punctum cœcum qui est due à l'infiltration de la papille et qui passe inaperçu pour le malade;

2° La diminution du champ visuel ;

3° La diminution de l'acuité visuelle centrale qui peut aller jusqu'à la cécité.

Dans 17 cas examinés à ce point de vue 7 fois l'olfaction était diminuée ou abolie. Et il s'agissait de tumeurs propagées à la base.

Les anesthésies sont rarement notées.

Les symptômes de parésie ou de paralysie relevés par Williamson existaient dans 31 cas du côté opposé à la lésion. Ils manquaient dans 5 cas et n'étaient pas marqués dans 14.

(1) HIRSCHBERG. — *Neurologisches Centralblatt*, août 1891.

Les convulsions souvent associées à de la douleur dans les cas d'extension de la lésion aux circonvolutions centrales existaient dans 31 cas, étaient peu accusées dans 15 et manquaient dans 4.

Le réflexe rotulien manquait 6 fois sur 30. L'ataxie fut notée dans la proportion de 28 0/00.

Ce sont là, comme on voit, des signes voisins des lésions cérébelleuses.

L'étude des tumeurs du lobe frontal n'est d'ailleurs pas, à beaucoup près, celle qui fournit les résultats les plus précis pour établir la valeur fonctionnelle de cette région. En effet, les phénomènes de compression se manifestent par des signes assez divers et peuvent être des causes d'erreur. Nous avons pu réunir quelques observations de tumeurs du lobe frontal qui nous ont paru intéressantes.

Observation XVI (Résumée).

(Bulletin Société anatomique. 1898.)

G..., 68 ans, était entré à l'asile de Ville-Évrard pour alcoolisme chronique avec affaiblissement des facultés intellectuelles et principalement du sens moral. Extravagance. Exubérance. Accès de violence, tendances érotiques; voies de fait envers sa femme. Mais on vit bien vite qu'il était inoffensif et fut classé parmi les déments séniles. Cependant quelques mois après son entrée, il eut une première attaque d'épilepsie. Il continua à tomber de temps en temps. Son état mental resta le même. Ses facultés intellectuelles étaient affaiblies. Mémoire infidèle, initiative très amoindrie, mais cependant il avait conscience relative de sa situation et n'était pas gâteux. La vue s'affaiblit progressivement mais lentement, sans jamais cependant arriver à l'amaurose complète. Il fut pris d'accès épileptiformes subintrants et mourut.

A *l'autopsie*, on trouva une tumeur grosse comme un œuf de poule insérée à la base du cerveau ; adhérente à la dure-mère mais non à la pie-mère. Sur la ligne médiane, au niveau de l'apophyse crista-galli, une fossette s'était creusée dans le lobe frontal en avant du chiasma des nerfs optiques, entre les deux bandelettes olfactives et aux dépens du gyrus rectus des deux côtés.

Histologiquement, la tumeur était un sarcome angiolithique (endothéliome).

OBSERVATION XVII

(JASKOWITZ (1), 1887.)

P..., 38 ans, domestique, admis à Daldorf comme épileptique, et comme aliéné incurable à Schœnberg (1881). On ne sait rien sur la nature des attaques d'épilepsie sinon qu'après ces accès, P... était très excité, incohérent et agressif. Hallucinations de la vue et de l'ouïe, idées de persécution. Pendant les six dernières années, il n'eut pas d'attaques. P... se montra en général débile d'intelligence, mais aimable, malicieux et enjoué, « disposé à faire des farces ». Ainsi, il se plante devant un malade, ouvre démesurément les yeux et rit à plein gosier. Il tient les médecins et les infirmiers pour d'anciennes connaissances à lui qui lui demandent des choses qu'ils savent mieux que lui. Il siffle, crie, rit convulsivement d'une façon enfantine et niaise. Dans les premières années, il refusait de travailler, « il serait trop bête de travailler ». Après être resté parfois tout un jour la tête basse, il se redressait tout à coup, riait ou injuriait tout le monde. Mais, depuis 1886, P... s'occupait constamment à porter des charbons, fendre du bois, etc., montrant la plupart du temps un visage riant. Quelquefois, cependant, pris d'un accès subit d'excitation, il s'approchait du voisin, l'empoignait rudement, criant : « **Voilà celui** qui m'insulte et me torture : je ne puis plus supporter pareils tourments ». Le visage était alors très pâle. Un quart-d'heure après, il recommençait à se tenir tranquille et la physionomie redevenait riante. Aucun souvenir de la période d'exci-

(1) LADEN-M. JASKOWITZ. — *Beitrage zur Lehre von der Localisation in Gehirn*, Berlin, 1888, 26.

tation. Au printemps de 1887, il maigrit et s'affaiblit; fièvre hecti-
que, accidents pulmonaires et mort le 15 juillet.

A l'*autopsie*, crâne épaissi (1 cent.), pesant, contenant peu de
diploë. A droite, à 1 centimètre environ de la ligne médiane et à
2 centimètres au-dessus de l'orbite, sur la face interne de la dure-
mère, une tumeur de 4 centimètres de longueur et de 3 de largeur,
occupait exactement la pointe du lobe central au point où F¹ passe
dans la circonvolution orbitaire; F² était aussi intéressé; F³ était
tout à fait intact. La tumeur n'avait pas perforé la dure-mère qui,
à cet endroit, adhérait fortement au crâne.

On ne peut s'empêcher de trouver étrange que des lésions
siégeant à peu près au même endroit se traduisent par des
signes aussi différents.

Nous rapporterons maintenant une observation très peu
connue de tumeur centrale du lobe frontal. Bien que l'examen histologique manque, il s'agit très vraisemblablement
d'un gliome. Les caractères macroscopiques soigneusement
décrits par l'auteur permettent pour ainsi dire de l'affirmer.

Au point de vue clinique on est encore frappé du petit
nombre de symptômes qui permettent l'affirmation du diagnostic. L'intelligence semble à peu près intacte. Il ne semble pas exister de troubles visuels. On n'y voit qu'un symptôme important, les convulsions. Encore n'offrent-elles aucun
caractère permettant de les rapporter à une lésion circonscrite de l'encéphale.

Il est regrettable qu'on ne possède pas l'examen du fond
de l'œil. Mais en 1849 le rapport qui unit les tumeurs cérébrales aux lésions oculaires n'était pas encore connu.

Observation XVIII

(M. Dujardin. *Gazette médicale de Paris.*)

Note sur un cas d'induration avec hypertrophie du lobe antérieur droit du cerveau, ayant donné lieu à des accidents épileptiques mortels, 25 novembre 1849.

François S.... fusilier au 21ᵉ de ligne, arriva au corps le 26 avril 1846, comme remplaçant. La visite obligatoire à son arrivée le reconnut propre au service.

Sa constitution était forte, son tempérament sanguin, taille moyenne, les muscles étaient bien développés. Il ne se plaignait point de la maladie dont il a été atteint plus tard et rien en lui ne pouvait la faire supposer à l'officier de santé militaire chargé de l'examen.

Dix mois environ après son incorporation, il rentra au quartier vers minuit, dans un état voisin de l'ivresse. Il avait été de piquet au théâtre de Rouen. Il tomba subitement en proie à une attaque convulsive.

Les camarades de S... l'emportent ; un aide-major est appelé. Quand il arrive, le malade était tranquillement endormi.

Interrogé à la visite du lendemain par M. le docteur Vergesse, chirurgien-major, à l'obligeance duquel nous devons ces détails, S... déclara que la veille « étant un peu poussé de boisson, il avait été effrayé en arrivant près du pont qui traverse la Seine par une ombre qui passa devant ses yeux, et aussitôt il était tombé... ». Il ne se rappelait pas autre chose et déclarait formellement n'être point sujet à de tels accidents qu'il éprouvait pour la première fois.

Placé en observation à l'ambulance, il y passa quinze jours sans accidents, mais toujours triste et soucieux : au bout de ce temps, il fut renvoyé à sa compagnie avec un ordre de surveillance. Cela se passait au commencement de 1847. Rien n'eut lieu jusque vers la fin de cette année, mais alors commença une nouvelle attaque. Elle ne fut pas observée, l'officier de santé étant prévenu trop tard.

La bonne foi de S... pouvait être suspectée. On le garda un mois à l'infirmerie : rien encore. Des informations prises sur ce fusilier, il résulta : « qu'il buvait quelquefois, se fâchait souvent avec ses camarades et pour la cause la plus frivole », qu'ordinairement il était sombre, que c'était un vrai sournois, disait un de ses camarades.

Cependant S... répond aux questions avec facilité ; les mots sont nettement articulés. L'intelligence paraît intacte. Seulement, M. Vergesse croit remarquer que ses pressantes questions lui étaient pénibles : il chercha à y mettre fin le plus tôt possible. On était fort disposé à croire à une simulation : pas d'attaque, rien de notable, jusqu'à la fin de février 1848.

Lorsque nos régiments furent désarmés, les soldats se débandèrent, la voix des officiers fut méconnue, la discipline rompue. S..., on ne sait comment, se trouva au sac du château de Neuilly. Il but à son aise, se disputa et fut précipité d'une fenêtre sur le sol, la tête la première. Comment se tira-t-il de là ? On l'ignore. Trois jours après, il avait rejoint son régiment à Versailles. Il avait la tête contusionnée, la face noire d'ecchymoses, mais il n'alla pas se plaindre. Il ne confia son secret qu'à un soldat, et ce soldat devenu sergent, raconte aujourd'hui ce fait longtemps caché pour de bonnes raisons. S... n'était pas très causeur, ajoute le sous-officier, pas bête, bon enfant, mais très facile à fâcher, surtout lorsqu'il avait bu.

Depuis cette époque, les accès furent plus fréquents. M. le chirurgien-major put en observer un. Avant de tomber, S... avait tourné plusieurs fois sur lui-même pour aller s'abattre à quelques pas. Raideur tétanique, yeux renversés et immobiles, bouche écumeuse et entr'ouverte sans distorsion, face pâle, peu ou point de soubresauts musculaires. On ne remarqua point qu'un côté fût plus affecté que l'autre : insensibilité complète ; gémissements sonores et profonds, respiration entrecoupée. Les mouvements du cœur ne sont pas tumultueux, seulement de temps en temps, pendant l'effort d'un soubresaut violent, le cœur vient battre fortement la paroi thoracique. Ce battement coïncide avec des mouvements brusques des extrémités et un gémissement. On dirait que le patient a reçu une décharge électrique. Ces phénomènes durent près d'une demi-heure, puis succède un sommeil comateux. Après quelques heures, S... se réveille sans se souvenir de ce qui s'est passé. Sans interroger ses camarades, sans dire mot, il sort et va à ses affaires.

En juillet 1848. S..., étant ivre, fut si violemment atteint à la suite d'un accès de colère, que M. Vergesse craignit de le voir succomber et même le crut mort pendant quelques instants. Les phénomènes durèrent vingt minutes. Ils furent suivis d'un état comateux dont le malade ne sortit que douze heures après. Il fut renvoyé le 25 juillet à l'hôpital du Gros-Caillou, et placé dans le service de M. le docteur Rodes. Il en sortit le 12 octobre. Son épilepsie était constatée, il devait être réformé à la prochaine revue trimestrielle.

Mais depuis sa sortie, un accès nerveux chaque jour. Le malade laisse alors échapper les urines et les matières fécales. Les convulsions durent peu, mais l'état comateux s'est prolongé jusqu'à vingt-quatre heures.

Le jour de son entrée à l'hôpital, c'est-à-dire le 23 octobre, S... se présente à la visite. Il paraît sombre, répond aux questions la tête baissée, met un certain intervalle entre les demandes et les réponses qui sont lentes, mais bien articulées et justes. Lorsqu'on l'envoie à l'hôpital, il dit après un instant : « Mais, major, il me faudra la voiture, car je pourrais tomber en route et ce ne serait pas amusant ». Il fallait absolument enlever ce malheureux du milieu de ses camarades. Il n'y avait plus de service possible pour lui avec des attaques si rapprochées.

S... fut apporté au Val-de-Grâce le 23 octobre. Il avait 24 ans. L'invasion de sa maladie remontait à 20 mois.

A l'instant même de son entrée à l'hôpital, pendant que s'accomplissent les formalités d'inscription, il est pris d'une attaque.

Le chirurgien de garde aussitôt prévenu, le fait coucher. remarque l'absence de vomissements arachnitiques, l'absence d'odeur alcoolique. Le billet, d'ailleurs, lui apprend que ces attaques sont habituelles.

Le malade, dit cet officier de santé, est en proie à des convulsions. La face est injectée, l'écume aux lèvres, le pouls est petit, presque insensible pendant les paroxysmes convulsifs, il redevient assez fort pendant leurs intervalles ; il y a alors résolution complète. Les lèvres sont cyanosées. Du sang noir et coagulé obstrue les narines. Les pouces sont fléchis dans la paume de la main, il y a érection. Les mouvements convulsifs sont égaux dans les membres supérieurs, nuls aux membres abdominaux. A la face, toutes les contractions avaient lieu dans le côté droit.

On parvint à faire avaler une potion éthérée ; trente sangsues furent appliquées aux apophyses mastoïdes et des sinapismes aux mollets et aux cuisses. La congestion cérébrale augmente néanmoins de moment en moment, par l'effort ; secousses convulsives. On se prépare à ouvrir la veine. le malade expire avant qu'on ait le temps ; apporté à 3 heures, il meurt une heure après son entrée.

A *l'autopsie*, outre les lésions ordinaires de l'asphyxie, on trouve dans le crâne les lésions suivantes :

Cuir chevelu très riche de sang, pas de cicatrices apparentes à l'extérieur ni par la dissection.

Crâne à côtés égaux en capacité, à épaisseur normale, égale des deux côtés.

Pas d'adhérences ni de décollements de la dure-mère ; sinus, gorges, arachnoïde humide. Vaisseaux périphériques du cerveau gorgés de sang.

En détachant la dure-mère, on arrache avec elle l'arachnoïde cérébrale de l'extrémité inférieure du cerveau.

Le lobe antérieur droit du cerveau, dans toute son épaisseur verticale et horizontale, jusqu'à la scissure de Sylvius est manifestement plus volumineux que son congénère. Les circonvolutions sont pressées et aplaties. Les anfractuosités étroites. La pie-mère y est réduite à un réseau infiniment ténu. Cette partie est beaucoup plus dure que la congénère. et l'on remarque une coloration blanche plus éclatante que de l'autre côté.

Des coupes horizontales sont pratiquées ; la substance cérébrale est consistante comme l'est le méso-céphale, après trois ou quatre jours de macération dans l'acide azotique faible. Elle se coupe à vives arêtes. La coloration est d'un blanc éclatant dans toute l'étendue des coupes supérieures. Il n'y a pas de substance corticale apparente par la consistance ri par la couleur. Le maximum de dureté se trouve dans les circonvolutions les plus antéro-inférieures. Le minimum, encore très marqué, à la scissure de Sylvius. La corne antérieure du ventricule latéral droit est effacée. Le lobe extérieur a, à ce niveau, trois ou quatre millimètres de plus que son congénère, dans le sens antéro-postérieur. Le corps strié, qui doit avoir été refoulé, a la consistance normale, comme celui de l'autre côté, et à partir de ce niveau l'induration cesse complétement.

Mesurée au niveau du corps calleux, la coupe horizontale du cerveau reposé dans le crâne présente 124 mil. de largeur, dont 66 mil. pour le côté droit, à 2 centim. en avant de la scissure de Sylvius et 58 mil. pour le côté gauche sain. À ce même niveau, on découvre, au milieu de la coloration blanche éclatante, au centre du lobe induré, un noyau de coloration diffuse, une sorte de nuage éteint en rose de mauve ou hortensia ; ses contours se fondent insensiblement ; la consistance y est aussi grande qu'à la périphérie de l'induration. Son étendue approximative est de 25 mill. en tous sens.

Dans la tranche la plus inférieure, parallèle au plafond de l'orbite, on trouve l'induration encore considérable. La teinte hortensia centrale a cessé d'être apparente. Mais on peut reconnaître ce qui appartient à la substance grise corticale des circonvolutions les plus inféro-postérieures, immédiatement en avant de l'artère cérébrale moyenne.

Les scissures de Sylvius indiquent, ainsi qu'il a été dit, le niveau transversal, auquel cessent brusquement l'induration et l'augmentation de volume du lobe antérieur droit.

Dans le reste de l'encéphale, on ne trouve aucune lésion de la substance nerveuse ; les vaisseaux hyperémiés laissent suinter un sablé sanguin abondant sur les tranches des parties saines, tandis qu'ils n'en fournissent pas du tout dans la région indurée. Le ventricule droit paraît avoir été effacé par la pression dans sa corne antérieure ; il contient quelques gouttes de sérosité limpide, comme son congénère et comme le troisième ventricule.

La moelle n'offre rien de notable.

La partie malade du cerveau restait seule intacte lorsque, après six jours, la pièce étant décomposée il suffisait d'y projeter de l'eau avec une éponge pour entraîner par débris la pulpe cérébrale saine. Les tranches indurées conservaient leurs contours et les arêtes vives de leurs coupes.

OBSERVATION XIX

(JEFFIST, S. STECHLE, SHELDON. — *Journal of mental sciences*,
avril 1890).

La malade âgée de 23 ans, est infirmière à l'asile de Parkside.
Les antécédents personnels sont négatifs, mais la phtisie et le rhumatisme ont affecté plusieurs membres de sa famille. Au début,
elle a souffert de douleurs névralgiques siégeant à gauche, compliquées de céphalalgie occipitale et nausées et de vomissements. Dès
cette époque la vision et l'audition étaient obtuses surtout le matin.
Puis est apparu un strabisme convergent de l'œil gauche. On a
constaté alors l'existence d'une névrite optique double. La vision
était encore conservée, l'olfaction était perdue du côté droit. Le
goût et l'ouïe étaient indemnes. Admise à l'hôpital, elle fait un ictus avec mouvements convulsifs et hémiplégie consécutive. Un peu
plus tard l'état se résume en ceci. La vue s'est perdue graduellement d'abord à gauche, puis vomissements répétés avec vertiges,
douleur dans les épaules, les genoux et les chevilles, abolition des
réflexes rotuliens. Puis perte de l'ouïe, de l'odorat et du goût avec
conservation de l'appétit. L'état vertigineux rend la station verticale impossible. La malade s'éteint dans le coma après avoir présenté des convulsions unilatérales.

Autopsie. — Tumeur volumineuse siégeant dans les lobes orbitaires, adhérente au cerveau, séparée en deux segments hémisphériques par une expansion de l'apophyse crista-galli. Elle était de
nature sarcomateuse et exerçait une compression directe sur les
nerfs olfactique et optique.

Voilà au contraire une observation où le grand nombre et
la valeur des symptômes permettaient d'établir sûrement
la cause des accidents.

Les symptômes sont peut-être même trop nombreux et
quelques-uns d'entre eux pouvaient prêter à la confusion.
Les troubles de l'ouïe et du goût par exemple doivent dépendre d'une compression du lobe temporal mais auraient pu

faire penser à une lésion temporale, ou tout au moins à une propagation de cette lésion à la fosse moyenne.

Quoiqu'il en soit, le diagnostic des tumeurs du lobe frontal est en général extrêmement difficile. Il ne peut être posé avec certitude que dans un nombre de cas très limité.

VI

TROUBLES MENTAUX DANS LES LÉSIONS
DU LOBE FRONTAL

Les modifications de caractère dues aux lésions du lobe
frontal ont été notées par la plupart des expérimentateurs.
Ce sont, d'après Goltz, chez le chien :

1º Des phénomènes d'excitation exagérée.

2º L'absence de contrôle ou de domination de ses
actes.

3º La violence de certains mouvements réflexes incoerci-
bles par défaut des réflexes d'inhibition.

Nous avons dit qu'il importait de ne point appliquer sans
réserve les résultats expérimentaux à l'étude de la physiologie et de la pathologie humaine.

Cependant l'observation du mineur de Ferrier semble cor-
roborer les expériences de Goltz. On y voit, en effet, un
individu, doux, travailleur, devenir ivrogne, violent et querelleur après une grave lésion du lobe frontal.

Le cas de Frantz Bentz, cité par Léonore Welt, vient également à l'appui de cette conception. Le caractère sombre
et querelleur du soldat qui fait le sujet de l'observation de
Dujardin mérite d'être signalé.

Ianowitz (1) a voulu trouver un état mental spécial aux individus atteints de lésion du lobe frontal. En effet il a pu constater une tendance à la gaîté, une propension aux plaisanteries, une habitude de « faire des farces » chez les malades porteurs des lésions diverses du lobe frontal.

Certains observateurs ont voulu confirmer cette manière de voir (Nobele, à l'occasion d'une lésion traumatique, Baraduc chez un individu présentant de l'atrophie, Dupré, Devaux, etc.).

Quoiqu'il en soit de la *moria* par rapport aux lésions du lobe frontal notons que cet état n'a rien de spécial. Il se rencontre chez une multitude d'aliénés, notamment chez des maniaques chroniques, chez certains épileptiques, chez quelques séniles, légèrement affaiblis intellectuellement.

En dernière analyse ces troubles psychiques se réduisent à un certain degré d'excitation avec léger affaiblissement intellectuel. L'absence de cohésion dans leurs conceptions rend ces malheureux grotesques.

Leurs discours ont nécessairement de l'imprévu. D'autre part ils ont un trouble dans les fonctions normales d'inihibtion et extériorisent sans discernement tout ce qui leur vient à l'esprit. Leur comique réside dans des bizarreries d'attitude et de gestes, d'oppositions inattendues de mots, et non d'une fine et malicieuse raillerie des travers de ceux qui les environnent.

La torpeur avec intégrité des processus psychiques d'acquisition, c'est-à-dire des voies de perception a été notée (Burns) (2).

(1) *Loco citato.*
(2) Burns, *Neurol. Centralbratt*, 1898, 770-778, 848-850.

L'affaiblissemement intellectuel à un degré plus ou moins marqué est signalé assez souvent (Launois (1), Pel, Verneuil et René Marie (2), Cestan et Lyonne) (3). La mélancolie (Grim), la manie semblent devoir être attribuées très indirectement à la lésion du lobe frontal qui peut mettre l'encéphale dans un état d'équilibre instable, sans cependant que ces psychoses soient causes immédiatement par l'altération matérielle du cerveau.

Enfin, en dehors des tumeurs qui évoluent rarement sans influencer les opérations intellectuelles, les troubles psychiques font complètement défaut dans la plupart des cas ; et nous ne parlons que des exemples où l'état mental est noté.

D'après ces considérations on peut dire que l'étude clinique est impuissante à nous renseigner sur la lésion anatomique.

L'état mental ne permet pas d'affirmer le diagnostic de la lésion du lobe frontal.

(1) Launois, *Lyon médical*, 1899, p. 256.
(2) Cités par Brault et Loeper, *Archives gén. de médecine.* 1900, p. 256.
(3) Cestan et Lyonne, *Revue neurol.,* 15 sept. 1901.

CONCLUSIONS

I. — L'étude des lésions du lobe frontal ne peut tirer que peu de profit des constatations de la médecine expérimentale.

II. — Les lésions du lobe frontal les plus propres à nous éclairer sur les fonctions de cette partie de l'encéphale sont les agénésies, les atrophies, les lésions traumatiques et les ramollissements étendus.

III. — Les troubles de la sensibilité semblent n'avoir jamais été signalés dans les lésions du lobe préfrontal. Les circonvolutions situées en avant de F A nous intéressent seules.

IV. — Les centres moteurs que les expérimentateurs ont trouvés chez les animaux (yeux, tête, nuque, tronc) ne semblent pas intéressés dans les observations que nous avons trouvées.

Les phénomènes convulsifs sont surtout fréquents dans les cas de tumeur. Mais il n'existe aucun symptôme moteur permettant la localisation d'une lésion dans la région préfrontale.

Le diagnostic des tumeurs de la région orbitaire repose sur la coïncidence de l'hémicécité croisée (Hirschberg) avec des troubles de l'olfaction.

V. — Les troubles mentaux ont été notés dans les différentes variétés de lésions du lobe frontal mais ils sont inconstants et variables.

La moria n'est point spéciale aux lésions localisées à cette région.

L'affaiblissement intellectuel, la stupeur, la mélancolie, la manie peuvent également être observés.

VI. — Il n'y a donc pas de syndromes propres aux lésions préfrontales et le diagnostic ne peut être fait avec certitude que dans les lésions traumatiques qui guérissent généralement sans laisser de tares ni physiques ni psychiques.

IMPRIMERIE F. DEVERDUN. BUZANÇAIS

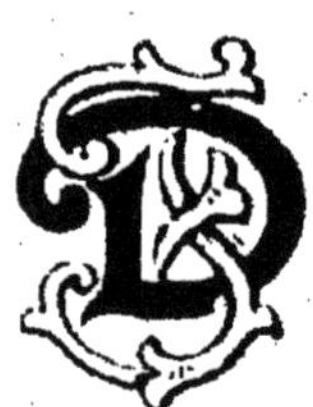

BUZANÇAIS (INDRE), IMPRIMERIE F. DEVERDUN.

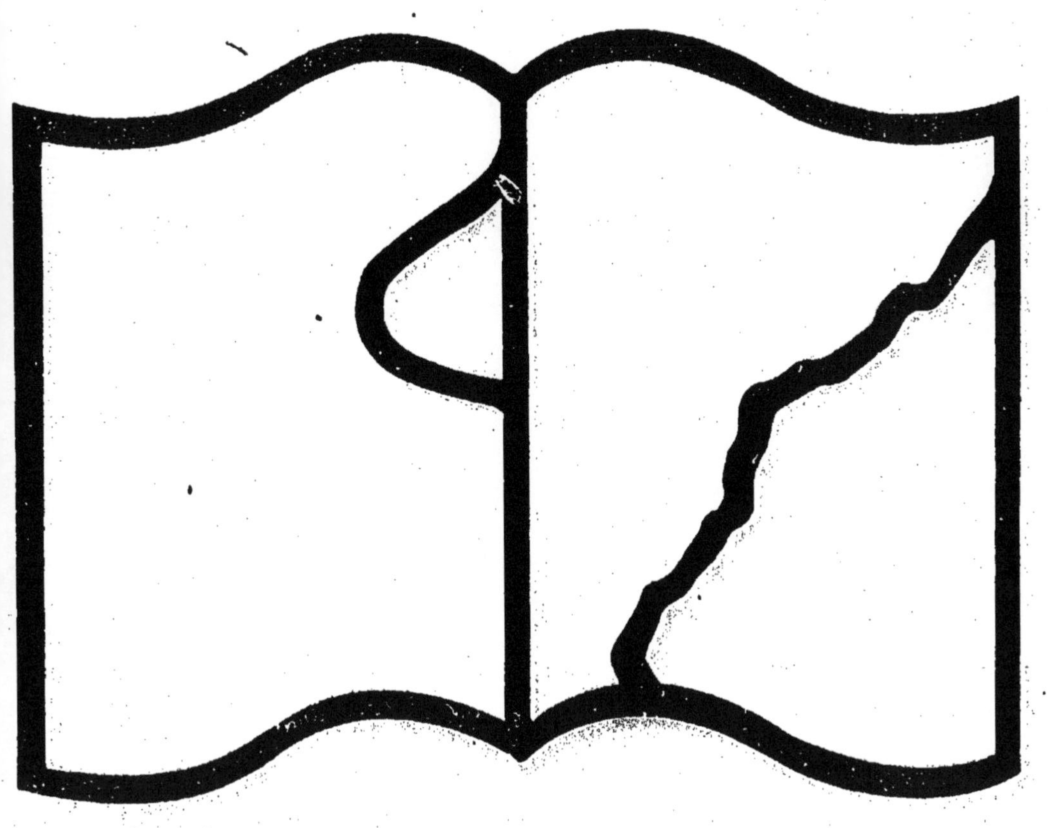

Texte détérioré — reliure défectueuse

NF Z 43-120-11

www.ingramcontent.com/pod-product-compliance
Ingram Content Group UK Ltd.
Pitfield, Milton Keynes, MK11 3LW, UK
UKHW022320120726
13694UKWH00004B/1480